DISSERTATION
PHYSIQUE
SUR LA POUDRE PURGATIVE
DE Mr. AILHAUD,

Docteur en Médecine de la Faculté d'Aix en Provence.

AVEC un Avis très-important au Public, ſur la façon dont il doit ſe ſervir de cette Poudre, & une Concordance des Notes & Citations, qui ſe trouvent dans les Editions que l'on a données ſur cette Matiere, en 1742. & 1744. par J. M. TIXIER, Ecuyer, Docteur en Médecine à Châlon ſur Sône.

Aprouvée par Mrs. les Médecins du Collége de Dijon, & autres.

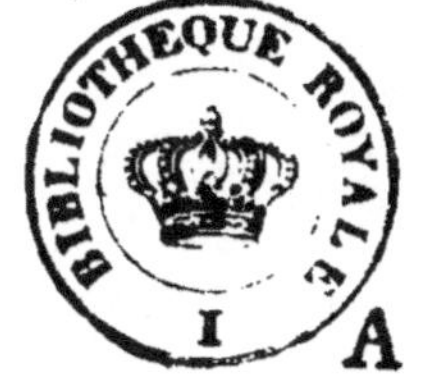

A DIJON,

Chez F. DESVENTES, Libraire & Imprimeur en Taille-Douce, Ruë de Condé.

M. DCCXLVI.

AVEC APROBATION ET PERMISSION.

AVIS IMPORTANT.

ON est obligé d'avertir, que dans l'Approbation qu'on trouve dans cet Ouvrage, pour l'Usage de la Poudre Purgative de Mr. Ailhaud, on n'y prétend pas comprendre la dose qu'en prescrit (1.) *son Auteur; elle est plus propre pour son Climat, que pour d'autres lieux; les Observations qu'on en a fait de quelqu'uns, qui en sont péris, pour s'y être conformés, & de quelques autres, qui s'en sont mal trouvés, donnent lieu ici de conseiller, que quand*

(1.) Pag. 45.

on voudra prendre de cette Poudre, *on s'adresse du moins, pour la premiere fois, à des Maîtres de l'Art, prudens & zélés, pour la diriger, suivant le tempérament & le climat de chacun.*

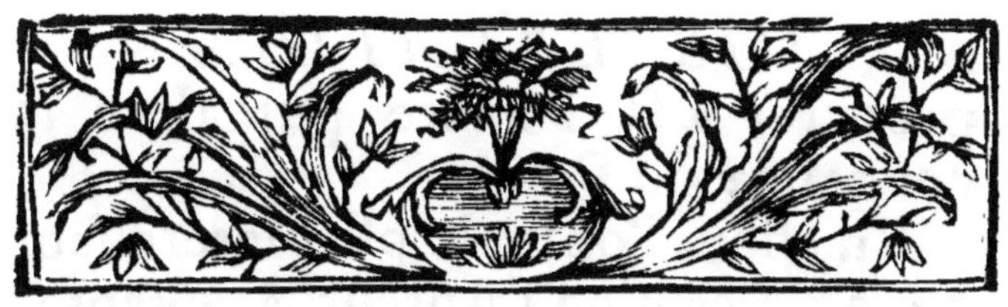

DISSERTATION
PHYSIQUE

Sur le Traité de M. AILHAUD, *Docteur en Médecine de la Ville d'Aix*,

Sur l'Origine des Maladies, & sur l'Usage de sa Poudre Purgative, prétenduë universelle.

Par M. JAQUES-MARIE TIXIER, *Ecuyer, Docteur en Médecine.*

Combien il importe à M. Ailhaud de procurer à sa Poudre Purgative la confiance du Public.

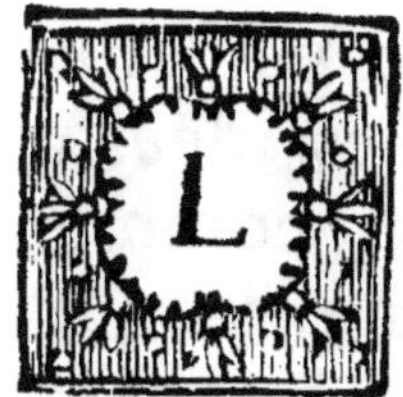

L'AUTEUR, qui met pour titre du premier article de son Ouvrage [*combien il importe à l'Homme de conserver la santé de son corps*] auroit parlé plus juste, en disant qu'il lui importoit infiniment de

procurer à sa Poudre purgative la confiance du Public.

En effet, l'objet le plus interessant qui a déterminé l'Auteur à enfanter le Traité de l'Origine des Maladies, n'est autre chose que le désir du gain, cela est démontré par la maniere dont il fait valoir sa Poudre purgative, en lui donnant des propriétés chimériques, & des vertus aplicables à toutes sortes de maux; c'est la route ordinaire des Charlatans, qui tous les jours présentent au Public des Mémoires séduisans, où ils étalent avec emphase des Remédes, qu'ils qualifient d'universels, & propres à guérir toutes sortes de Maladies.

Le même Auteur a prétendu que sa Profession de Médecin lui accordoit le droit d'exposer aux yeux de tout le monde ses nouvelles idées, & d'exalter son Reméde, comme le plus excellent & le plus rare qui ait été découvert jusqu'ici, & pour lui donner plus de crédit, il a crû devoir faire précéder son nouveau

Traité d'un avertissement des mieux concertés, afin de réveiller la curiosité du Public en faveur de la nouveauté de son sistême, & de l'engager par là de recourir avec une entiere confiance, à sa Poudre dans toutes sortes de Maladies.

Il se flate par avance, d'avoir trouvé bien-tôt une approbation générale de son prétendu Reméde universel ; cela n'est pas surprenant, le Peuple est facile à se laisser tromper, il aime la nouveauté, rien de plus heureux pour notre Auteur ; il a lieu d'être content de l'accuëil favorable qu'il en a reçû, le débit en a été prodigieux, nous n'en sommes point jaloux ; nous conviendrons que sa Poudre peut avoir son mérite particulier, comme bien d'autres ; mais on n'en sçauroit conseiller l'usage pour toutes sortes de Maladies, on la doit regarder simplement comme (*a*) *un Purgatif fondant & Hydragogue.*

(*a*) La Poudre de M. Ailhaud est Purgative fondante & Hydragogue.

Néanmoins nous ne pouvons pas penſer auſſi avantageuſement de ſon ſiſtême, il ne nous paroît pas plus certain dans ſes principes, que ſa Poudre purgative eſt univerſelle dans ſes effets; il veut établir par des obſervations & par des expériences particulieres, une opinion fauſſe & erronée; que le ſang eſt toujours pur, & qu'il ne s'agit que * *de faire ſortir de notre corps le fumier qui l'infecte, qui le ſoüille & qui l'empeſte* : Fondé ſur ce mauvais principe, il exagere la bonté & la vertu de ſa Poudre purgative, qu'il propoſe comme un Reméde univerſel, tous les autres étant inutiles.

* pag. 17.

Il ne reconnoît donc plus qu'une cauſe génerale des Maladies, qui eſt l'embaras des premieres voyes, & un ſeul Reméde pour les toutes guérir : Combien de ſupoſitions & de propoſitions avancées ? Combien de raiſonnemens faux pour démontrer ces prétenduës vérités !

Il s'imagine qu'une Poudre purgative ôtera toujours les obſtacles qui empêchent * *la nature de faire ses opérations*; qu'elle exécutera * *l'unique office que doit faire le Médecin REMOVERE PROHIBENS*, & que par conséquent on doit y avoir recours, comme étant le seul Reméde efficace & universel pour toutes sortes de maux : C'est donc en vain que la divine Providence nous a donné tant d'autres Remédes, tirés des Animaux, des Végétaux & des Minéraux, pour guérir nos infirmités.

* *pag.* 7.

* *pag.* 7. & 9.

Son éloignement pour la saignée & sa prévention contre elle, paroissent évidemment, lorsqu'il attribuë à sa Poudre purgative la vertu de guérir la plûpart des Maladies; sans ce secours, *ces Maladies*, dit-il, * *sont de plusieurs espèces; celles cependant, qui sont les plus ordinaires & les plus fâcheuses, sont les Pleurésies, les Péripneumonies, les Apoplexies, les Hémorragies, les Inflammations, les Erésipeles particuliers & universels, l'Epilepsie, toutes les espèces de Coliques, les Fiévres continuës, malignes & intermittentes, la Rougeole*,

* *pag.* 7. & 29.

la petite Verole, la Diarrhée, le Tenesme, ou les Epreintes, les Dissenteries, & tous les Flux & Maux Vènériens, la Verole, la Goute, le Rheumatisme, les Douleurs, Pesanteurs & Gonflemens d'Estomac, avec nausée, les Hydropisies, les Hémorroïdes, les Fleurs blanches aux Filles & aux Femmes, & tous les maux communs à ce sexe; enfin, une infinité d'autres, dont un plus long détail seroit ennuyeux.

Le même Auteur ose avancer, *que la guérison de tous ces maux, selon la Pratique la plus commune, a été jusqu'ici glorieusement dévoluë à la saignée* : Est-ce parler de bonne foi ? C'est sans doute vouloir imposer au Public : A-t-on jamais oüi dire que les Médecins Orthodoxes seignent indiféremment dans toutes ces diférentes espèces de Maladies, malicieusement rassemblées ? Que nous pratiquions la saignée dans la Colique, dans les Diarrhées, dans les Cours de Ventre, dans l'Hydropisie, dans les Pâles Couleurs, les Pertes blanches, les Fiévres quartes? A Dieu ne plaiſe que nous donnions dans cet égarrement, notre erreur ſeroit intolérable; mais par une juſte récrimination, nous pouvons reprocher à ce mauvais Cenſeur, qu'il eſt dans une erreur pitoyable, & qu'il péche contre le ſens commun de vouloir exclure la ſaignée dans la Pleuréſie, la Péripneumonie, l'Eſquinancie, l'Apoplexie ſanguine, les Eréſipeles, la petite Verole avant l'éruption, dans la Rougeole, dans les Fiévres malignes & ardentes : Un Médecin qui oſe haſarder une pratique ſi déteſtable, ſe dégrade & ne mérite pas le titre dont il a été honnoré, on le doit regarder comme un Hérétique en médecine, il n'apartient qu'à des Empyriques & à des Ignorans de donner dans ces idées fauſſes & extravagantes.

Inſtruit journellement par les expériences, on ne peut ignorer, que les Apoplexies du ſang, l'Eſquinancie, les vrayes Pleuréſies, les Péripneumonies, les Fiévres continuës, les doubles tierces, les tierces même, les Inflammations des membranes du Cerveau arrivées par des coups de Soleil, Fiévres ardentes, le Délire, les Hémorragies, les Hémorroïdes, les Eréſipeles ; en un mot, les Maladies où il y a une cauſe Inflammatoire à détruire, ou à détourner, ont toujours été diminuées, ou radicalement guéries par la ſaignée.

Or, ce fait que l'on ne peut révoquer en doute, comme nous le ferons voir dans la ſuite, ne prouve-
* *pag. 9.* t-il pas *qu'il y a*, * *des Maladies qui ſont dans le ſang, où prennent leur origine dans le ſang?* Comme la Rougeole, la petite Verole, la Gangrene : un Froid qui glace le ſang, *&c*.... le ſang peut être affecté par le mauvais uſage des choſes non naturelles ; ſecondement, par l'impureté des premieres voyes, qui ſe communique au ſang, l'Auteur ne peut donc ſoutenir par aucune raiſon phyſique & démonſtrative, que *nulle Maladie ne réſide, & ne prend ſon origine dans le ſang.*

Pour

Pour démontrer l'évidence de ces deux propositions, nous suivrons l'ordre du Traité que nous ataquons : Premierement, nous soutiendrons que la pureté, ou l'incorruptibilité du sang est un sistême plus nuisible qu'utile au dessein de l'Auteur : Secondement, nous établirons l'existence de plusieurs causes, & nous expliquerons le motif de l'Auteur, de n'en vouloir reconnoître qu'une : En troisiéme lieu, nous prouverons que la Poudre purgative de M. Ailhaud ne peut être & n'est point en effet aussi sûre, aussi prompte, aussi efficace & aussi douce que la saignée; qu'elle est même contraire, où celle-ci opére utilement : En quatriéme lieu, nous démontrerons que la saignée est naturelle, ancienne & indispensable; & nous ferons connoître le motif qu'a eu l'Auteur de la vouloir bannir : Enfin, nous ferons voir qu'il est impossible à Mr. Ailhaud d'établir sa Poudre purgative universelle pour tous les maux; & nous finirons cet Ouvrage dans le même goût que celui de notre Auteur.

ARTICLE I.

De la pureté, ou de l'incorruptibilité du Sang, sistême plus nuisible, qu'utile au dessein de notre Auteur.

§. I.

NOUS n'entreprendrons point d'examiner ici le vrai, ou le faux de ce sistême, nous ne contesterons ni les faits, ni les comparaisons dont se sert notre Auteur, pour
* Pag. 15 l'établir; est-il cependant rien de si révoltant, que de semblables paralleles? Quoi! l'on raisonnera du sang,* *comme du vin, comme de l'eau & comme de l'air*; les corps simples peuvent-ils se comparer avec un composé, dont le Phenomene n'ayant aucun raport, & l'explication des uns, peut-elle convenir aux autres?

Le vin est un mixte formé par une

ſimple & naturelle fermentation du ſuc des raiſins ; l'eau & l'air ſont des Elémens, ou des corps ſimples ; de quel côté peut-on donc conſidérer ces corps, pour en raiſonner comme du ſang, qui en eſt un des plus composés, puiſque par l'analyſe * on lui découvre pluſieurs parties, des globules rouges, des parties fibreuſes, des globules blancs, & beaucoup d'eau ſervant de véhicule à toutes ces matieres.

* Heiſter ſur la nature du ſang.

Tout notre deſſein eſt de faire obſerver que ce ſiſtême de l'incorruptibilité du ſang, donne lieu à notre Auteur de former néceſſairement des raiſonnemens faux, d'où il tire des conſéquences ſi erronées, qu'elles ſont plus propres à détruire, qu'à établir l'univerſalité de ſa Poudre purgative pour toutes les Maladies ; la propoſition ſuivante, & d'autres qu'on raportera ci-après, démontreront la vérité de ce fait.

On auroit compris, dit notre Auteur, * *ſon incorruptibilité, on auroit compris, que ſi le ſang commence à ſe*

* Pag. 9.

corrompre, ou tomber en diſſolution, ou en coagulation, c'eſt fait du Malade.

Quelle ſupoſition plus fauſſe? Et quelle conſéquence plus abſurde? Sur quel fondement apuye-t-il l'une & l'autre? S'il eût conſulté la raiſon & l'expérience, les eût-t-il haſardées dans ſon Traité? Il auroit lui-même compris qu'une portion du ſang, peut-être diſſoute, ou coagulée dans quelques vaiſſeaux, ou dans quelques parties du corps, ſans que la maſſe du ſang ſoit toute, ou diſſoute, ou coagulée; il n'auroit pû réſiſter, ſur-tout à l'expérience qui lui établit phyſiquement que, quoique le ſang ſoit toujours dans un commencement de déſunion ou de diſſolution de principes dans les Fiévres tierces, quartes, putrides, continuës; & dans celui de coagulation, dans les Pleuréſies, Péripneumonies, Eſquinancies, Eréſipeles inflammatoires, *&c.* Les Malades cependant en guériſſent parfaitement, comme l'on l'expliquera plus au long par la ſuite.

Sa ſeconde propoſition ne nous paroît pas mieux fondée ; * *le ſang ne peut prendre de nourriture, qu'autant qu'il peut convertir du chile, & le proportionner à ſa propre nature, pour réparer ce qu'il a conſumé à la nourriture des parties ſolides, ou dans les exercices de ſes fonctions, que jamais il n'en prend plus qu'il ne lui en faut, quelque abondant que ſoit le chile ; à peu près comme un arbre qui, quoique planté dans une terre bien graſſe, ne prend jamais que ce qu'il lui faut pour ſa nourriture & ſes accroiſſemens naturels ; tout le reſte du chile eſt étranger à ſa nature, & il n'eſt reçû dans les arteres & les veines, que pour lui ſervir de véhicule, & pour être par lui diſtribué & évacué conformément au beſoin de toute la machine.* * Pag. 11

Si notre Auteur eſt aſſuré de cette prétenduë découverte, que tout le chile ne ſe change point en ſang, & que ce qu'il en reſte après la réfection du ſang, devient ſon véhicule ; il devoit donc en Maître habile dans l'Art, avoir apuyé cette vérité ſi importante, plus ſolidement que ſur une certitude ſpéculative & imaginaire, lui qui ſçait ſur-tout qu'elle renverſe formellement l'ordre naturel du Méchaniſme Hydraulique du corps humain ; il auroit dû expliquer auſſi la maniere dont ce reſte du chile eſt reçû dans les arteres & dans les veines, & comment il y eſt le véhicule du ſang, ſans y ſubir aucun changement.

L'Anatomie vous découvre ſenſiblement la route que le chile tient de l'Eſtomac au ſang ; elle vous le démontre entierement transformé en ſang, elle ne vous laiſſe point douter que le ſang ne ſe change enſuite (*a*) en diverſes humeurs, en ſorte qu'il vous faut attribuer néceſſairement ſon véhicule au ſang, & non au chile ; de même auſſi l'humeur qui ſe porte aux glandes ſalivaires, ſublinguales & maxillaires, & celle que reçoivent le nez, les oreilles & les autres parties du corps : N'eſt-ce pas en effet le ſang qui produit les

(*a*) Heiſter ſur la nature du ſang.

ſucs gaſtriques & ſtomachiques pour préparer & former le chile dans l'Eſtomac? N'eſt-ce pas lui qui fournit le ſuc pancréatique pour le perfectionner? Enfin, n'engendre-t-il pas auſſi la bile, qui ne coule dans l'inteſtin *duodenum*, que pour la même fin? Ces faits ſont inconteſtables, puiſqu'ils ſont démontrés au doigt & à l'œil par l'Anatomie.

§. II.

Notre Auteur paroît cependant ſi ſatisfait de ſon ſiſtême de l'incorruptibilité du ſang, de ſes raiſonnemens & de ſes conſéquences, qu'il ne fait nulle difficulté d'avancer une autre propoſition auſſi fauſſe que les précédentes, *que le mal ne peut provenir que de l'excès de quelqu'unes de ces choſes non naturelles,* * *que la Faculté a ſi judicieuſement remarqué ſçavoir de l'air, du manger & du boire, du mouvement & du repos, du ſommeil & de la veille, des excrémens & des humeurs retenuës; enfin, des paſſions de l'ame.*

* Pag. 13

Quelle erreur ! N'eſt-ce pas vouloir en impoſer que de s'exprimer de cette ſorte, * *votre ſang dès votre naiſſance n'étoit-il pas bon ? Vous êtes né en parfaite ſanté, votre jeuneſſe étoit belle & brillante, vous étiès vous-même plein de force & de vigueur; vous avez commencé à languir, à ſouffrir, à vous trouver mal, à être malade; d'où vient votre mal ? Eſt-ce de votre ſang ? Oſeriez-vous le dire ? Pouriez-vous même le penſer ? De lui-même il ètoit bon, & il l'eſt encore : Si votre ſang étoit mauvais, ce ſeroit fait de vous: ſes parties ſont ſi uniformes, ſi ſubtiles, ſi unies, que ſi une partie commençoit à tomber en diſſolution, ou en coagulation, par la même raiſon toutes les autres y tomberoient.*

* Pag. 15

Une réflexion moins intereſſée que n'eſt celle de notre Auteur, lui eût ouvert ſans doute les yeux, & l'eût déterminé à reconnoître que le ſang dès la naiſſance n'eſt pas dans tous indiſtinctement bon : Eſt-ce qu'on ne naît pas en parfaite ſanté ? Ne joüit-on pas d'une belle & brillante jeuneſſe ?

jeunesse? Ne se sent-on pas de la force & de la vigueur? Quoique cependant on ait reçû dès son origine un sang disposé de lui-même à se corrompre, & pour parler le langage de notre Auteur, un sang à former le mal : Nous en avons un si grand nombre d'exemples, qu'ils ne nous permettent pas d'en douter? Combien de personnes naissent avec la Verole, l'Epilepsie, la Goute, la Poulmonie, la Phtysie, l'Etisie, les Ecrouelles, & vivent deux, trois, cinq, dix, quinze, vingt, vingt-cinq, à vingt-huit ans, sans aucune indication de ces sortes de maux, & en sont néanmoins affligés tout à coup; notre Auteur ne peut impugner ces faits, dont on a une expérience journaliere, lui-même ne se reconnoît-il pas * *héritier d'une maladie paternelle*?

* *pag.* 25.

On ne voit pas qu'on puisse en attribuer la cause à *quelqu'uns des excès des choses*, dont nous venons de parler, que *la Faculté a si judicieusement remarquées*, puisqu'on naît avec le mal : Oseroit-on le dire? Pouroit-on même le penser? Si on fait, surtout, attention que le mal passe souvent d'un Pere à l'arriere Petit-fils, comme on l'a observé, sans que le Fils en ressente la moindre incommodité; la raison en est, que le sang du Fils reçoit dès son origine une impression si foible du mal, qu'il lui faut souvent la génération de l'arriere Petit-fils pour se manifester; par la même raison, une plus ou moins forte impression du mal sur le sang le fera déveloper, ou plûtôt, ou plûtard.

Au reste, quelques uniformes, subtiles & unies que soient les parties du sang, notre Auteur ne vous établira jamais (a) *que ce soit fait de vous dans un commencement d'une dissolution, ou coagulation d'une de ses parties*, tandis que la Pratique la plus commune vous assurera la guérison.

En effet, elle a bien d'autres Re-

(a) Circonstance de Maladies, ou la Poudre de Mr. Ailhaud, selon son propre aveu, doit être regardée inéfficace.

médes pour vous délivrer de l'un ou de l'autre état, qu'une ſimple Poudre purgative que vous propoſe notre Auteur ; elle vous guérit les Fiévres putrides, tierces, quartes & continuës, même avec redoublement, dans leſquelles le ſang, ſelon le ſentiment unanime des Praticiens, eſt toujours dans un commencement de diſſolution ; de même les Fiévres exanthématiques, purpurines, ſcarlatines, miliaires, ſcorbutiques, *&c.* dans leſquelles il eſt auſſi toujours dans celui d'une coagulation ; Curation qui dépend du ſecours prompt qu'on y aporte, comme le témoigne même (*a*) un Poëte Latin.

De tous ces raiſonnemens il ſuit, qu'il eſt conſtant qu'on peut naître & vivre avec un ſang corrompu ; le ſang n'eſt donc pas à tous indiſtinctement bon, & par conſéquent ſon incorruptibilité devient un ſiſtême plus nuiſible, qu'utile au deſſein de notre Auteur.

(*a*) Principiis obſta ſero Medicina paratur.
Cum mala per longas invalvere moras, Ovid.

ARTICLE II.

De l'existence de plusieurs causes générales des Maladies; & le motif de l'Auteur de n'en vouloir reconnoître qu'une seule.

§. I.

QUOIQUE notre Auteur n'établisse dans son Traité qu'une cause générale des Maladies, néanmoins l'existence de plusieurs, comme une lumiere qui se fait jour au travers des ténébres, perce les voiles de l'erreur, & s'y rend très-sensible; en vain s'efforce-t-il d'y soutenir cette unité de cause générale des Maladies; en vain croit-il qu'elle exclut toute autre aussi générale qu'elle; poura-t-elle anéantir en premier lieu celle du sang.

Son existence est si constatée, que lui-même la reconnoît, lorsqu'il assure que * *le sang se derange dans ses*

* pag. 13.

philtrations, ou par trop de lenteur, ou par trop de vitesse.

Ce dérangement n'arrive jamais par trop de lenteur qu'il n'indique des Maladies, comme on l'a dit dans le précédent article, dans lesquelles il n'y ait au moins un commencement de coagulation; & par trop de vitesse, qu'il ne pronostique des Maladies où le sang ne soit aussi dans un commencement de dissolution; ces sortes de Maladies de coagulation ou de dissolution, proviennent donc, de l'aveu de notre Auteur, d'un de ces dérangemens du sang, qui conséquemment l'en rend la vraye cause.

L'expérience ne nous le confirme-t-elle pas parfaitement? Elle nous met devant les yeux les Hémorragies de toutes espèces, les Varices tuméfiées, les Vaisseaux Hémorroïdaux engorgés & plusieurs autres Maladies d'inflammation; la vraye Pleurésie, la Péripneumonie, l'Esquinancie, l'Apoplexie sanguine, les Retentions des mois; en un mot, plusieurs Maladies, qui ne reconnoissent que le sang pour leur cause immédiate; il est donc établi sensément être leur cause générale.

Examinons celle qui suit, que notre Auteur apelle *humeurs non philtrées*, dont on diroit qu'il a fait la découverte, tandis qu'on la tient de plusieurs siecles, sous le nom d'humeurs crûës: (*a*) Cette expression d'humeurs non philtrées, n'indique-t-elle pas qu'il y a des humeurs philtrées, qui sont pareillement une cause générale des Maladies fort distincte de celle-ci?

Il faut donc chercher ailleurs, dit-
*pag. 17. il, * *la cause & l'origine de votre mal, où la trouver que dans les humeurs qui ont manqué de se philtrer par les conduits que la nature leur avoit tracé, qui par là sont restées dans votre*
*pag. 23. *sang.... * C'est de ces humeurs non philtrées & détenuës dans le sang, & jamais du sang même que prennent leur*

(*a*) Cocta medicari oportet non cruda. Hypoc. aph. 7. sect 1. Concocta medicamentis educenda ac movenda sunt non cruda Hyp. aph. 22. sect. 1.

origine toutes les Maladies qui nous af- * Pag. 27.
*fligent.... * Il n'y a qu'une cauſe générale, & c'eſt le vice des humeurs?*

On ſera volontiers d'accord avec notre Auteur, que les humeurs non philtrées peuvent être la cauſe du mal; mais on ne conviendra jamais qu'elles en ſoient toujours ſeules l'origine, parce que ces mêmes humeurs qui ſont qualifiées de non philtrées, en établiſſent néceſſairement de philtrées: Cette vérité ne ſouffre aucune difficulté, le mot *NON* mis devant celui *de philtrées*, ne permet pas d'en douter; peut-on l'y placer pour d'autres raiſons, que pour diſtinguer ces humeurs entre elles?

Or, nous ſoutenons après tous les Praticiens, que les humeurs philtrées peuvent être l'origine d'autant de Maladies que *les humeurs non philtrées*, & qu'elles ſont même eſtimées plus ſérieuſes, comme on le démontrera en ſon lieu.

En effet, *les humeurs non philtrées*, de l'aveu de notre Auteur, ne ſe vicient qu'autant qu'elles sont détenuës dans le sang, de même aussi les humeurs philtrées n'altérent & ne corrompent jamais la masse du sang, qu'autant qu'elles y refluënt, où s'y repompent; desordre toutefois qui n'arrive que lorsque leur écoulement naturel se trouve diminué, suspendu, ou arrêté par l'excès de quelqu'une des choses, dont nous avons parlé ci-devant, que la Faculté a si judicieusement remarquées, quelles Maladies aussi ne leur attribuë-t-on pas? Telles que sont les Rheumatismes, les Douleurs arthritides, les Fiévres de toutes espèces, l'Apoplexie, la Paralysie, les Pleurésies, les Péripneumonies, les Obstructions & autres, qui sont aussi nombreuses que celles qui proviennent *des humeurs non philtrées*; elles doivent donc être sensées également l'origine & la cause générale du mal que *les humeurs non philtrées.*

On pouroit joindre encore à ces causes générales l'humeur bilieuse; on sçait que quand elle est détenuë

dans

dans le ſang, retenuë dans ſon (*a*) réſervoir, détournée, dérangée ou arrêtée dans ſes emplois; (*b*) elle cauſe une infinité de Maladies, comme l'Ictéricie ou la Jauniſſe, le Dégoût, les Aſtrictions du ventre, les Coliques bilieuſes & venteuſes, la Lypirie ou Fiévre ardente & bilieuſe, les Obſtructions, l'Hydropiſie, *&c.* dont le nombre peut bien la faire paſſer auſſi pour une cauſe générale; l'exiſtence de leur pluralité eſt donc inconteſtable.

§. II.

Il nous reſte à faire connoître le motif que notre Auteur a eu de ne déclarer que cette unique cauſe générale des maladies: Il eſt certain que dans toutes les maladies, qui ont pour origine où cauſe les humeurs philtrées, le ſang eſt toujours tout au moins dans un commence-

(*a*) Le foye.
(*b*) 1°. De perfectionner le chile.
2°. De ſervir de clyſtere naturel.

ment de diſſolution, ou de coagulation ; la raiſon en eſt que ces ſortes d'humeurs, qui ne ſont philtrées que pour *être diſtribuées & évacuées conformément au beſoin de toute la machine*, étant tout à coup ſuſpenduës, interceptées, ou diminuées dans l'ordre de la diſtribution, ou de la tranſpiration, ſe repompent auſſi-tôt dans le ſang ; en ſorte qu'elles y ſéjournent, le corrompent, & le font tomber, ou dans la diſſolution, ou dans la coagulation, ſuivant les diſpoſitions qu'elles y trouvent.

Or, les Purgatifs, comme nous l'aprend Victor Sanctorius, alterent, diminuent, ou arrêtent plûtôt la tranſpiration, qu'ils ne la rétabliſſent : On voit par le ſentiment de cet Homme docte, qui ſe raporte à celui de notre Auteur, * que ſa *Poudre purgative* augmentera le mal, & procurera plûtôt la perte que la guériſon du Malade ; ces ſortes de maladies, comme nous l'avons dit plus haut, ſont donc plus ſérieuſes

* *Pag.* 9. & 15.

que les autres; celui qui s'en trouvera affligé, sera sûrement heureux de tomber entre les mains de Médecins éclairés & pleins de sagesse pour l'en délivrer promptement.

Il n'en est pas de même de celles que *les humeurs non philtrées* ont formées, les Purgatifs y ont toujous un succès très-heureux, parce que ces sortes de maladies proviennent toutes d'une surabondance d'humeurs, qui n'ont pû être philtrées, ou séparées du sang dans l'ordre naturel; la nature doit donc souvent s'en délivrer elle-même, aussi remarque-t-on, lorsqu'on ne la trouble pas, qu'elle le fait, ou par quelques fiévres éphémeres, ou par les sueurs, & par quelque dévoyement ou flux d'urine? Il est cependant quelquefois très-à-propos de l'aider; la Poudre purgative de notre Auteur peut alors lui convenir, on consent même qu'elle y soit estimée plus efficace que les Purgatifs connus; elle y triomphera, elle y sera donc apellée spécifique & universelle, triomphe de la poudre de Mr. Ailhaud !

Voilà ſans doute le motif qui a déterminé notre Auteur à n'établir que cette ſeule cauſe générale des maladies, dans *le vice des humeurs non-philtrées.*

ARTICLE III.

La Poudre purgative de Mr. Ailhaud n'eſt point ſi sûre, ſi promte, ſi efficace & ſi douce que la ſaignée, elle eſt même inutile, où la ſaignée s'opére utilement; Réplique à trois Paragraphes. *

* Pag. 27. 31. & 39.

§. I.

LA diférence de ces deux Remédes paroît ſi ſenſible, qu'il ne faut qu'une ſimple expoſition de leur action pour établir la vérité de cette Propoſition.

La ſaignée opére immédiatement

ſur le ſang par la ſeule ouverture de ſes vaiſſeaux ; trois ou quatre minutes environ ſuffiſent pour ſon exécution, tous vaiſſeaux, tout tems & toutes heures lui conviennent.

La Poudre purgative de notre Auteur ne peut opérer au contraire ſur le ſang, que par la médiation d'une déglutition, & par celle de ſon altération dans l'eſtomac ; il lui faut, de l'aveu de Mr. Ailhaud, * *une* * Pag. 33. *heure, ou au* moins *demie heure*, pour pouvoir produire quelques effets ; enfin, elle n'agit jamais ſans exciter au moins * *une légere émotion*. * Pag. 37.

Ces deux Remédes ſont ſi clairement & ſi évidemment opoſés, qu'on diſtingue d'abord celui qui eſt le plus sûr, le plus promt, le plus efficace & le plus doux.

La Poudre de Mr. Ailhaud dans certaines maladies, n'eſt pas ſi sûre, ſi promte, ſi efficace & ſi douce que la ſaignée : En effet, la Poudre purgative peut-elle être reconnuë? En premier lieu, le Remede le plus sûr, le plus promt & le plus efficace dans toutes les maladies, où il y aura une inflammation du sang, c'est-à-dire, où le sang sera sur le point de *tomber en dissolution ou coagulation*, puisqu'il lui faut pour commencer à agir l'intervale *d'une heure*, ou tout au moins d'une demie heure dans quelques maladies que ce soit, & cependant le Malade n'a souvent qu'un demi quart d'heure pour en recevoir du secours : En second lieu, elle n'est pas aussi le Remède le plus doux, puisqu'elle augmente plûtôt l'inflammation du sang par l'émotion qu'elle y excite, que de calmer, ou de diminuer celle qu'elle y trouve.

La saignée au contraire enleve, ou détourne quelquefois cette inflammation sur le champ, du moins elle diminuë d'abord le volume du sang, elle en modére le mouvement élastique, elle lui facilite la circulation; enfin, elle dissipe, ou calme dans le même instant de son opération tous les symptomes qui paroissent à craindre dans les fermentations les plus vives ; elle met donc dans peu de tems le Malade hors de danger; elle eſt par conſéquent le Remede le plus sûr, le plus promt, le plus efficace & le plus doux dans toutes les maladies où il y aura une inflammation à prévenir, ou à détruire.

§. II.

Cette préférence paroît ſi légitimement dûë à la ſaignée, qu'il y a beaucoup de maladies dans leſquelles elle opére très-utilement, où la Poudre purgative ne peut avoir aucuns effets, l'Apoplexie foudroyante du ſang, la Catalepſie, l'Eſquinancie la plus exquiſe, la Paralyſie univerſelle par le ſang, *&c.* ſont des maladies, où cette Poudre ne peut être avâlée, & ſi l'on y parvient, quel avantage en eſpérera-t-on ? Tant par raport au peu de tems, que par raport à la triſte ſituation où ſe trouve le Malade.

Il n'en eſt pas de même de la ſaignée, elle opére toujours sûrement, promtement, efficacement & doucement dans ces ſortes de maladies : Combien de perſonnes en effet lui ſont redevables de la vie ? Ce fait eſt ſi conſtant, qu'il ne requiere d'autre preuve que le témoignage public ; la ſaignée eſt donc ſans contredit un Remède plus sûr, plus promt, plus efficace & plus doux, que la Poudre purgative de notre Auteur.

ARTICLE IV.

I. La Saignée eſt naturelle, ancienne & indiſpenſable.

II. Motif que l'Auteur a pour la vouloir bannir.

§. I.

DE tous les Remédes que la Pratique la plus commune propoſe pour la guériſon des maladies où il ſe trouve une inflammation du ſang à ôter, ou à prévenir, il n'en eſt point

point de plus ſolidement établi par la raiſon & par l'expérience que la ſaignée ; l'une en reconnoît l'opération naturelle & ancienne, & l'autre rend ſenſible ſon utilité.

Rien de plus naturel que d'arrêter, ou de détourner les effets qui arrivent contre l'ordre de la nature ; la raiſon nous porte à arrêter les Hémorragies de toutes eſpéces, leſquelles épuiſent la nature ; à prévenir l'ouverture d'une veine, qui ne s'ouvre naturellement que pour ſoulager les vaiſſeaux ſanguins, d'une ſurabondance de ſang, & empêcher par la même voye une rupture de quelques vaiſſeaux, trop fréquente dans les grandes efferveſcence du ſang.

*S'ingere-t-on dans les * opérations de la nature?* Et *la trouble-t-on* pour l'y aider, ou pour y ſupléer en l'imitant? Peut-on dire que *c'eſt lui tracer des iſſuës nouvelles* par la ſaignée, que de faire l'ouverture d'une veine qu'on verroit néceſſitée de s'ouvrir naturellement en quelque part? De quel

* Pag. 7.

côté donc notre Auteur considére-t-il cette nouveauté? Est-ce de celui de la nature? Peut-on se persuader que les Hémorragies, le Flux hémorroydal, les Anévérismes, ou Ruptures des vaisseaux sanguins, & les varices, soient des issuës, ou ouvertures nouvelles, puisqu'elles lui sont si naturelles & si ordinaires? Est-ce du côté de son institution? Oseroit-on le dire? Pouroit-on même le penser? Quelle impossibilité & quelle répugnance trouve-t-on donc à croire que la sagesse de la nature, guidée par celle de son Créateur, ne l'ait dictée dès son berceau pour sa conservation? Ou que le dérangement & la retention des mois, ou du flux hemorroydal, n'ayent donné lieu à cette loüable & salutaire institution. (*a*)

(*a*) Pline second veut que la saignée ait été indiquée aux Médecins par le Cheval Marin, qui étant trop saoul, ou se sentant trop gras, s'ouvre plusieurs veines de la cuisse sur les roseaux qu'il trouve coupés sur le bord du rivage, & se sentant suffisemment soulagé, il se vautre dans le limon pour cicatriser ses playes, T. 1. Lib. VIII. CXXVI.

La Pratique n'en est pas moins ancienne, qu'elle est naturelle, notre Auteur auroit acquis beaucoup d'honneur, s'il en eût fixé l'époque dans son Traité; il y étoit d'autant plus engagé, qu'il semble regarder la saignée que l'on fait tous les jours avec tant de succès, comme une institution très-récente.

L'époque la plus certaine, & la moins incontestable que nous en avons, qu'on pouroit estimer ancienne par raport à nous, se borne au siecle où regnoit le Prince des Médecins le plus judicieux Observateur de la nature, & le plus grand Praticien; on remarque que la saignée étoit si connuë de son tems, que ce Législateur très-éclairé, l'a voulu insérer dans ses préceptes, comme un reméde *sanative*. Consultez (*a*) ses Ouvrages.

La saignée, outre donc qu'elle est naturelle & ancienne, est encore très-

(*a*) Hypocrate, aphor. 68. sect. 5. aph. 22. 36. 47. sect. 6.
Aph. 46. 48, & 53. sect. 7.

indiſpenſable ; cette vérité devient parfaitement démontrée par les mêmes maladies que nous avons raportées dans le précédent article, le Lecteur nous permettra de l'y renvoyer, afin de lui éviter ici les ennuyeuſes répétitions,il y verra qu'elle
* Pag. 25 eſt indiſpenſable, parce qu'elle eſt * *opérative & ſanative.*

§. II.

Nous ne nous ſerions jamais aviſés de relever le projet ſingulier de
* Pag. 37. notre Auteur, de vouloir réformer * *l'eſprit de tout l'Univers*, ſur la maniere de penſer ſur l'uſage de la ſaignée, juſques même à ſouhaiter de
* Pag. 9. la *pouvoi* * *bannir de la penſées des Hommes*; .i ſon antipatie pour une Pratique ſi loüable & ſi univerſellement reçûë dans tous les tems, ne révoltoit la raiſon.

Quelle confiance attend-t-il du Public ? La fonde-t-il ſur ſes déclamations contre cette Pratique ſi ſage? N'a-t-il pas à craindre qu'il ne les impute plûtôt à une averſion déraiſonnable, qu'au zéle ſalutaire qu'il affecte.

En effet, que veüillent dire ces grands termes * *d'erreur intollérable*, *d'erreur funeſte* & de monſtres? S'établiront-ils jamais chez les gens de bons ſens, que * *la ſaignée eſt inutile, nuiſible & pernicieuſe*? Convaincront-ils que ce n'eſt qu'à * *l'aveuglement de l'Homme qu'on doit ſon inſtitution*? L'Homme en rit.

* Pag. 9.

* Pag. 25

* Pag. 33

On voit, par ce qu'on vient de dire, la néceſſité, où croit être notre Auteur de diſſuader le Public des avantages de la ſaignée pour mieux accréditer ſa poudre, & la rendre univerſelle.

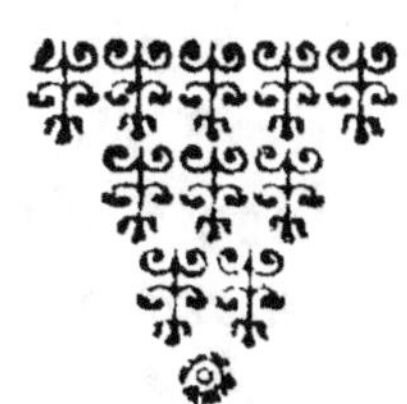

ARTICLE V.

L'Auteur ne peut établir l'univerſalité de ſa Poudre purgative pour tous les maux.

§. I.

QUELLE ſurpriſe de voir un Maître, qui loin de réprimer & de corriger les abus, renverſe au contraire les notions les plus claires & les plus évidentes, pour n'enſeigner & n'établir que l'erreur ? Sa prévention, pour *ſa Poudre*, eſt ſi grande, qu'elle ne lui permet pas de s'apercevoir de la fauſſeté des principes ſur leſquels il apuye ſon univerſalité; il ſe croit ſeul éclairé,
* Pag. 25 il lui ſemble voir * *l'Univers dans le*
* Pag. 33 *preſtige*, il ſe flate * *de tirer les eſ-*
* Pag. 15 *prits de l'aveuglement où ils* ſont, *
* Pag. 15 *par une étrange prévention* & * *par*
& 23. *les préjugés de l'enfance* : Enfin, il
eſt ſi prévenu pour ſes opinions er-

ronées, qu'il soutient ses erreurs comme des vérités; la maniere dont il s'exprime ci-après ne laisse aucun lieu d'en douter.

J'ai eu, dit-il, * *des Maîtres très-sçavans, d'une grande sagesse & d'une belle érudition, je les suivois pas à pas, mais revenu à moi-même, & endoctriné par ma propre expérience, je pris la voye des Purgatifs, à laquelle ils préféroient celle de la saignée, & peu à peu par la grace de Dieu; j'ai enfin connu que ce n'étoit pas du sang que venoient les maladies, mais des humeurs qui le dérégloient.* * Pag. 25.

Notre Auteur se seroit glorifié avec justice d'avoir surpassé la science & la sagesse de ses Maîtres, s'il ne se fût point écarté en tout de leurs lumieres, il auroit évité l'écueïl d'avoir erré dans la connoissance de la vraye cause, ou origine de ses maladies.

En effet, auroit-il commis cette erreur d'attribuer * *ses infirmités aux humeurs non philtrées*, plûtôt qu'à la cause de sa génération, on veut dire * Pag. 29.

à une matiere viciée qui l'a engendrée ? Et auroit-il pû ignorer que ses maladies n'avoient varié qu'à mesure que cette cause s'étoit fortifiée dans sa lymphe ; semblable à un sang impregné des particules les plus subtiles du virus vérolique, qui s'impriment si légerement dans le sang de celui qui naît, qu'elles ne se dévelopent qu'autant qu'elles y font du progrès.

Pour nous rendre intelligibles, expliquons ce qu'on doit entendre par *humeurs non philtrées* ; ce sont des humeurs que le sang forme, lesquelles circulent & séjournent avec lui, jusqu'à ce qu'elles en soient séparées par quelques philtres ou couloirs, & dès-lors elles sont apellées humeurs philtrées.

De ce principe constant, il suit que c'est une absurdité à notre Auteur de
* Pag. 25 soutenir que * *ses infirmités provenoient des humeurs non philtrées*, puisqu'il les avoit reçûës de son Pere.

Il est censé en convenir lui-même,
* Pag. 25 lorsqu'il s'avoüe * *Héritier de la maladie*

ladie paternelle ; pouvoit-il en hériter autrement que par la ſemence prolyfique, humeurs des plus philtrées ? Et cette ſemence peut-elle être composée d'autre choſe que d'une portion des plus ſubtiles & des plus rarefiées des parties du ſang & & de la lymphe, l'un étant inſéparable de l'autre dans l'ordre de la circulation ?

Ces ſortes de maladies ne pouvoient provenir du ſang, parce que les Purgatifs ſimples, de même que la Poudre de notre Auteur, auroient été trop foibles, pour ne pas dire impuiſſans, pour l'en avoir délivré, ce qu'on ſçait qu'expérimentent ceux qui naiſſent avec un ſang ſcrophuleux, vérolé, *&c.* Il faut donc convenir qu'elles provenoient de la lymphe viciée, dont notre Auteur avoit hérité de ſon Pere, par conſéquent il a erré dans la connoiſſance de la vraye cauſe.

Il n'a pas été plus heureux, lorſque par haſard il a pris la voye des Purgatifs pour ſe guérir ; quels principes l'avoient éclairé, & par quels ſymptomes sûrs ? (*a*) La nature lui avoit-elle indiqué de remédier plûtôt par la voye des Purgatifs, que par celle de la ſaignée aux deſordres intérieurs qu'il reſſentoit? Lui qui s'étoit fait un mérite de rejetter la doctrine de ſes ſages Maîtres ; il a vrayement raiſon de *rendre grace à Dieu* du ſuccès, ſon admiration & ſa ſurpriſe font aſſez connoître qu'il a été trompé dans l'effet heureux de ſa Poudre.

§. I I.

On ne ſe ſeroit jamais engagé de relever les erreurs qu'on vous a fait remarquer jusqu'ici, parce qu'elles ſont très-ordinaires à de pareils ſyſtêmes, contraires à la raiſon & à l'expérience ; ſi la Propoſition, que nous venons de vous raporter, n'étoit pas formée à deſſein de vous impoſer ; quel venin n'y découvre-t-on pas ? *J'ai enfin connu*, vous dit-

(*a*) Quò natura vergit, eò ducere oportet. Hypoc. aph. 21. ſect. 1.

il, *que ce n'étoit pas du ſang que venoient les maladies, mais des humeurs qui le déregloient.*

Reliſez de nouveau les paroles ci-deſſus qui précédent cette Propoſition, vous reconnoîtrés que notre Auteur ne parle que de lui-même, de ſon ſang & de ſes maladies; pourquoi donc ne s'énonce-t-il pas de cette ſorte, j'ai enfin connu que ce n'étoit pas de *mon* ſang que venoient *mes* maladies, mais des humeurs qui le déregloient?

Quelle monſtrueuſe Propoſition! Quelle erreur intolérable! N'eſt-t-on pas bien fondé de la mettre dans tout ſon jour? Eſt-ce que cette Propoſition ne ſeroit pas ſans contredit particuliere? Si par une ſubtilité inoüie notre Auteur n'eût pas placé avec artifice les articles de *du* & de *les*, qui de particuliere rendent la *Propoſition* générale, au-lieu de ceux de *mon* & de *mes*, dont il devoit ſe ſervir naturellement.

Au reſte, admettons-là, ſi l'on le veut, générale; quel avantage notre

Auteur prétend-t-il en tirer pour établir sa Poudre purgative universelle pour tous les maux? En vain vous exhorte-t-il de la croire; *Prenez-la donc volontiers*, vous dit-il, * *prenez-la sans crainte, c'est par son usage que moi-même, quoique dès ma naissance foible & infirme, ai eu le bonheur d'arriver à l'âge de soixante-huit ans, plein de santé, Pere d'une nombreuse famille... je ne leur ai jamais donné autre Remede, je n'en ai jamais pris d'autre moi-même, pour quelque maladie que ç'ait été,*

* pag. 25.

Seroit-il possible que la guérison des maladies de notre Auteur, & de celles de toute sa famille, puisse vous être garant, que sa Poudre guérira tous vos maux, quelque soient vos tempéramens? Une guérison particuliere peut-elle en promettre une générale?

Aussi a-t-il senti parfaitement cette vérité, à laquelle il a crû répondre, lorsqu'il dit, * que *quoique nos tempéramens soient diférens, & qu'eu égard à l'âge & à la constitution,*

* pag. 45.

aux mœurs & à l'état d'un chacun, il ſoit difficile de donner des régles générales, ce ne doit pourtant pas être là une raiſon à ne pas faire uſage de notre Poudre.

Sur quel fondement notre Auteur vous aſſure-t-il donc l'uſage de ſa Poudre pour toutes vos maladies? Eſt-ce ſur l'expérience qu'il en a eu ſur lui & ſur ſa famille? Elle eſt trop limitée pour qu'elle lui tienne lieu d'une univerſelle! Eſt-ce ſur quelques principes généraux, ou ſur ce que peut indiquer la nature? Il y a d'autant plus d'incertitude, que notre Auteur avoüe ingéuëment ne pouvoir donner des régles générales pour l'aplication de ſa Poudre dans les maladies de chaque tempérament; raiſon ſuffiſante, quoiqu'en diſe notre Auteur, pour vous faire reconnoître ſon impoſſibilité à vous l'établir univerſelle pour tous les maux.

ACCESSOIRE.

PLUS l'on examine de quelle maniere notre Auteur raiſonne pour perſuader l'incorruptibilité du ſang, moins on en connoît la poſſibilité; les comparaiſons même qu'il aporte pour l'établir, ſemblent la détruire.

En effet, peut-on aſſurer qu'il ſoit vrai que * *le vin de ſon origine ſoit* toujours *bon*, *pur & ſalutaire*? Eſt-ce que celui des années 1725. & 1740. étoit de ſon origine bon, pur & ſalutaire? * *L'eau qui coule pure, claire & nette dans le baſſin* eſt-elle toujours *bonne à boire*? Eſt-ce que l'expérience ne nous aprend pas qu'elle eſt ſouvent pernicieuſe? Enfin, que * *l'Air* pour être *pur & net ſoit de lui-même* toujours *ſalubre*? Eſt-ce que celui qui regna le Printems de l'année 1743. ne cauſa pas une maladie ſur notre hémiſphére, qui ſe déclaroit ſi ſubitement qu'on

* Pag. 15
* pag. 15.
* pag. 15.

l'apelloit vulgairement * l'Agripe. * A Paris.
Oſeroit-on avancer contre de ſçavantes Obſervations, que l'Air étoit pour lors infecté par des vapeurs malignes, ou par des exhalaiſons peſtilentielles ? Lorſqu'il fut reconnu par de bons principes, que l'Air de lui-même avoit altéré ſa qualité par ſa trop extrême & trop longue rarefaction froide, laquelle avoit rendu le nitre ſi fixe, ſi acre, ſi peſant & ſi piquant, qu'il s'attachoit ſur les Poulmons, ou s'y inſinuoit, & en coaguloit la lymphe ; en ſorte que ſuivant les diſpoſitions qu'il y trouvoit, il y formoit ou Rûme catarreux, ou inflammation avec fiévre ardente & continuë, la Toux & les Opreſſions ; en un mot, tantôt une Pleureſie ſéche, & tantôt une Péripneumonie lymphatique, c'eſt ce qu'explique très-ſçavamment Mr. Martiny, un illuſtre Docteur du Collége des Médecins de Lyon, dans une Conſultation qu'il nous fit l'honneur de nous adreſſer pour un Notable de Villefranche, affligé

d'une de ces Péripneumonies de ce tems-là.

On fait encore obſerver que la *Poudre purgative* de notre Auteur eſt ſi peu une Poudre sûre, efficace, promte, douce & univerſelle dans toutes les maladies, que ſon Auteur
* Pag. 45. eſt forcé de confeſſer, qu'il en eſt * *d'opiniâtres*, dans leſquelles *ſa Poudre* a beſoin du ſecours * *du ſel vomitif, ou tartre émétique* pour guérir.
* Pag. 45. & 47.

CONCLUSION.

QUELLE ſolidité peut-on trouver dans ce ſingulier Traité, où l'on ne découvre qu'erreur, où la vérité eſt proſcrite, où enfin l'on établit ſans aucun fondement & ſans principe une ſeule cauſe générale des maladies, & une ſeule Poudre purgative pour les guérir univerſellement ? Que cette Poudre, *dont les effets ne font remarquer d'autre mérite au deſſus des Purgatifs connus, que celui de la nouveauté*

veauté & du secret de sa Composition, poura bien un jour avoir le même sort, que tant d'autres Poudres, qui ont fait au moins autant de bruit que celle-ci paroît en faire, & qui composent aujourd'hui la Matiere médicinale. FIN.

APROBATIONS.

LE Collége de Médecine de Dijon, ayant examiné la Dissertation Physique... de Mr. Tixier, Ecuyer, Docteur en Médecine, *&c.* l'a trouvée fort judicieuse, & pense que l'Impression n'en peut être que très-avantageuse au Public. Le 13. Juin 1746. *Signé*, PETIT, *Doyen.* MELOT, *Secretaire.*

NOUS soussigné, Docteur en Médecine de la Faculté de Montpellier, de la Société Royale des Sciences, Membre de l'Académie de Dijon, & Médecin Pensionné de la même Ville, avons lû, par ordre de Monsieur le Maire & Vicomte-Mayeur, une Dissertation

Phisique sur le Systême & sur la Poudre Purgative de Mr. Ailhaud, dont nous avons jugé l'Impression utile au Public, étant parfaitement convaincu, que les Principes de Mr. Ailhaud, sont non-seulement oposés aux Loix de l'économie animale, à celles du mouvement de nos fluides, & à la sage pratique des plus grands Maîtres de l'Art, mais encore que sa Poudre est très-déplacée dans bien des cas, & d'une dangéreuse conséquence dans plusieurs maladies. A Dijon ce 25. Avril 1746. *Signé*, FOURNIER.

EXTRAIT

D'une Lettre de Mr. Martiny, Docteur en Médecine & Aggrégé au Collége de Mrs. les Médecins de Lyon, écrite à l'Auteur de cette Dissertation, le 24. Mai 1746.

MONSIEUR,

Le Public recevra avec beaucoup

de plaiſir & d'empreſſement, votre Diſſertation Phyſique ſur la Poudre de Mr. Ailhaud; tout le monde a été ſurpris qu'on ait laiſſé prendre cours à un Remède, prétendu univerſel, émané d'un Médecin, qui joüe le Rôle d'un Charlatan, & deshonore la Médecine, ſans que perſonne l'ait redreſſé, tandis que l'on voit paroître chaque jour, de tous côtés, des cenſures & des critiques, des Remédes & des Ouvrages, qui valent bien mieux que le ſien; je ſuis bien empreſſé de voir votre Ouvrage imprimé, il vous fera honneur, non-ſeulement dans votre Province, mais par tout ailleurs. Je ſuis,

Monſieur & cher Confrere,

Votre très-humble & obéiſſant Serviteur, MARTINY.

VEU les Aprobations ci-deſſus, Nous avons permis l'Impreſſion & le Débit du préſent Ouvrage. A Dijon ce 30. *Août* 1746. Signé, *BURTEUR.*

CONCORDANCE

Des Notes, ou Citations de l'Edition de 1742. à celle de 1744. pour la commodité de ceux qui auront cette derniere Edition.

LA premiere Citation eſt marquée par cette Note 1. *pag.* 17. elle ſe trouve dans l'Edition de 1744. *pag.* 8.

Note 2. *pag.* 7. eſt dans la *pag.* 4.

Note 3. *pag.* 7. & 29. eſt dans les *pag.* 4. & 13.

Note 4. *pag.* 7. & 9. eſt dans les *pag.* 4. & 5.

Note 5. *pag.* 9. eſt dans la *pag.* 5.

Note 6. *pag.* 9. eſt dans la *pag.* 5.

Note 7. *pag.* 9. eſt dans la *pag.* 5.

Dans l'Article I.

Note 1. *pag.* 15. eſt dans la *pag.* 7.

Note 3. *pag.* 9. eſt dans la *pag.* 5.

Note 4. *pag.* 11. eſt dans la *pag.* 6.
Note 6. *pag.* 13. eſt dans la *pag.* 6.
Note 7. *pag.* 15. eſt dans la *pag.* 8.
Note 8. *pag.* 25. eſt dans la *pag.* 11.

Dans l'Article II.

Note 1. *pag.* 13. eſt dans la *pag.* 7.
Note 3. *pag.* 17. eſt dans la *pag.* 8.
Note 4. *pag.* 23. eſt dans la *pag.* 10.
Note 5. *pag.* 27. eſt dans la *pag.* 12.

Dans l'Article III.

Note 1. *pag.* 27. 31. & 39. eſt dans les *pag.* 12. 14. & 23.
Note 2. *pag.* 33. eſt dans la *pag.* 14.
Note 3. *page* 37. eſt dans la *pag.* 21.

Dans l'Article IV.

Note 1. *pag.* 7. eſt dans la *pag.* 4.
Note 2. *pag.* 7. & 29. eſt dans les *pag.* 4. & 13.
Note 4. *pag.* 25. eſt dans la *pag.* 12.
Note 5. *pag.* 37. eſt dans la *pag.* 21.
Note 6. *pag.* 9. eſt dans la *pag.* 5.

Note 7. *pag.* 9. eſt dans la *pag.* 5.
Note 8. *pag.* 25. eſt dans la *pag.* 12.
Note 9. *pag.* 33. eſt dans la *pag.* 14.

Dans l'Article V.

Note 1. *pag.* 25. ſe trouve dans la *pag.* 12.
Note 2. *pag.* 33. ſe trouve dans la *pag.* 14.
Note 3. *pag.* 15. ſe trouve dans la *pag.* 7.
Note 4. *pag.* 15. & 23. ſe trouve dans les *pag.* 7. & 11.
Note 5. *pag.* 25. ſe trouve dans la *pag.* 11.
Note 6. *pag.* 25. *idem.*
Note 7. *pag.* 25. *idem.*
Note 8. *pag.* 25. *idem.*
Note 10. *pag.* 25. *idem.*
Note 11. *pag.* 45. ſe trouve dans la *pag.* 25.

CATALOGUE

De quelques Livres de Fond, que l'on trouve chez le même Libraire, qui vient de donner cette année les trois articles ſuivans, en Droit, Géographie & Muſique.

Cartes Géographique & particuliere du Diocéſe de Dijon, avec le détail de tous les Archidiaconés, Archiprêtres, Doyenés, Prieurés, Cures & autres Bénéfices, qui en dépendent, & les Routes des Chemins de cet Evêché.

Traité de la Vente des Immeubles & des Offices par Decret, nouvelle Edition en 2. vol. très-correcte & conſidérablement augmentée ; avec un Recuëil d'Edits, Déclarations & Réglemens des Cours Souveraines ſur ce ſujet, par Me. Thibault, Procureur au Parlement de Bourgogne. Dijon, 1746. Ouvrage aplaudi & bien reçû des plus habiles Gens.

Premier Livre de *Trio* pour deux Violons & une Baſſe, dédié à ſon Excellence, Monſeigneur le Prince d'Ardore, Ambaſſadeur du Roy des deux Siciles, auprès de S. M. très-Chretienne. par Mr. De Charger, Violon de la Muſique du Roy.

BIbliothéque des Auteurs de Bourgogne, par M. l'Abbé Papillon, en 2. volume. Dijon, 1745. *In-Folio.*

Coûtume de Bourgogne, commentée par Mr. Taiſand, 1. vol. grand papier.

Idem 1. vol. petit papier.

Corpus Juris Civilis cum Addit. & Notis Pith. 2. vol. Turin, 1746.

Roncali Hiſtoriarum Morborum, 1. vol. grand papier. Turin, 1745.

In-4°.

Arrêts (Recueïl d'Arrêts) Edits & Déclarations du Roy, rendus depuis 1666. juſqu'en 1735. XI. vol.

Le volume concernant les Maires, Echevins, Capitouls, Jurats, *&c.* ſe vend ſéparément.

Id... De la Table Générale, Alphabétique & Abrégée, ſe vend de même.

Marmora Tauriniana, 1. vol. fig. 1745.

Tarif des Droits du Contrôle des Actes, 1. vol. *brochure.*

Œuvres de Bœherave, Haller & Vanſvietten, 4. vol. Turin, 1746.

Edits, Arrêts & Déclarations du Roy, concernant la Marque des Cuirs, 1. vol. *In*-12.

Inſtituts au Droit Coutumier du Duché de Bourgogne, 1. vol. *In*-12.

Diſſertation ſur la Maladie épidémique du Bétail, *brochure.* Dijon, 1745.

Dévotion.

Exercice de Piété par M. Joly, nouvelle Edition, augmentée de beaucoup de Prieres.

Heures toutes en François, à groſſes lettres.

Imitation de N. S. J. C. en 1. vol. *In*-8°. fig.

L'Office de la Semaine Sainte, 1. vol. *In*-8°. lat. franc. avec figures.

www.ingramcontent.com/pod-product-compliance
Lightning Source LLC
LaVergne TN
LVHW011955160826
845678LV00002B/555
* 9 7 8 2 3 2 9 6 8 2 7 2 3 *